Docteur Germ

LICENCIÉ ÈS-SCIE
ANCIEN INTERNE DE L'HÔPITAL CIVIL FRANÇAIS DE TUNIS.

❋

EXPOSÉ CRITIQUE DES DIFFÉRENTS PROCÉDÉS

PROPOSÉS POUR

LA NÉPHROPEXIE

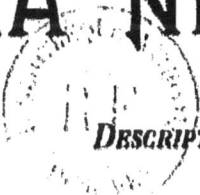

DESCRIPTION D'UNE TECHNIQUE NOUVELLE

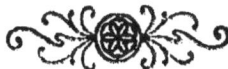

TOULOUSE

CH. DIRION, LIBRAIRE-ÉDITEUR

50, RUE SAINT-ROME, 50

—

1906

Docteur Germain MARINI

LICENCIÉ ÈS-SCIENCES PHYSIQUES,

ANCIEN INTERNE DE L'HÔPITAL CIVIL FRANÇAIS DE TUNIS

✳

EXPOSÉ CRITIQUE DES DIFFÉRENTS PROCÉDÉS

PROPOSÉS POUR

A NÉPHROPEXIE

DESCRIPTION D'UNE TECHNIQUE NOUVELLE

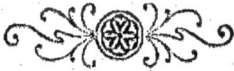

TOULOUSE

CH. DIRION, LIBRAIRE-ÉDITEUR

50, RUE SAINT-ROME, 50

—

1906

AVANT-PROPOS

Bien souvent, au cours de mes études, j'ai mis à l'épreuve l'obligeance empressée ou l'indulgence sans bornes de mes Maîtres ; jamais je n'ai pu les remercier comme je l'aurais voulu. Aussi, est-ce avec empressement que je saisis l'occasion de les assurer ici, sans craindre qu'un geste affectueux de leur part vienne m'interrompre, de ma sincère, de ma profonde gratitude.

On comprendra, cependant, que je n'ose dire à cette place tout ce que je dois à celui qui fut mon premier Maître, au Docteur Marini, mon père ; j'ai suivi depuis d'autres leçons, je ne chercherai pas d'autre modèle.

De notre vieil Hôtel-Dieu, je fus d'abord l'hôte

peu assidu : d'autres soucis, d'autres examens me réclamaient alors ; je remercie M. le Professeur Mossé d'avoir bien voulu accepter mes excuses ; j'espère, néanmoins, avoir retiré quelque bénéfice de ses leçons savantes et originales, soit au lit du malade, soit à l'amphithéâtre.

Le Professeur Frenkel n'est point avare de son temps ni de sa peine, à qui veut profiter de son enseignement ; pendant le stage que j'ai accompli à la Clinique ophtalmologique, et, depuis, bien souvent, il m'a donné les preuves d'un bienveillant intérêt qui ne s'est jamais démenti.

Durant quatre années, bientôt révolues, que j'ai passées à l'Hôpital civil français de Tunis, bien des sympathies m'ont apporté leur concours, bien des dévouements. Et je m'en voudrais de ne pas remercier d'abord mes camarades : ceux déjà dispersés dont les conseils amicaux guidèrent mon inexpérience au début, ceux qui sont encore réunis autour de la grande table verte et dont l'union étroite a toujours rendu ma tâche plus légère. Au personnel, aux sœurs, aux infirmières et aux infirmiers, je dis merci ; mon souvenir ému et reconnaissant va à tous ces humbles qui, toujours sur la brèche, sans souci des fatigues excessives multipliées par leur nombre trop restreint, n'attendaient jamais qu'un signe pour se dévouer encore.

Par des exemples de tous les jours, au lit du

malade, par un souci constant de mon éducation
professionnelle, encourageant mon initiative, me
permettant de pratiquer sous ses yeux de très
nombreuses interventions, M. le Professeur
agrégé Braquehaye s'est créé à mon compte une
créance que je désespère d'acquitter jamais. Au
cours de la rédaction de ce travail dont je lui dois
l'idée, il a bien voulu m'aider de ses conseils, rédiger pour moi l'exposé de son procédé, me con-
fier deux observations qu'il avait recueillies, me
faciliter enfin ma tâche, à tel point que, dans son
exécution, je crains d'être resté bien au-dessous
de ce qu'il était en droit d'attendre.

Dans de longues causeries dont la forme élé-
gante fait oublier tout ce que le sujet comporte
de misères, le Docteur Lemansky m'a appris
ce qu'une longue et savante pratique lui a fait
remarquer de spécial dans les affections médicales en Tunisie. Pendant plus d'un an, j'ai pu
ainsi profiter de ses conseils journaliers, et, plus
tard, toutes les fois qu'un service très chargé
m'en donnait le loisir, je m'empressais d'aller
entendre les leçons que lui suggèrent une obser-
vation toujours en éveil, un esprit très cultivé, et
qu'il développe avec le charme puissant d'une
philosophie aimable et d'une parole tout athé-
nienne.

Je ne saurais oublier l'accueil toujours cha-
leureux et empressé du Docteur Schoull ; grâce

à lui, j'ai pu examiner, suivre, et parfois contri-
buer à soigner les malades atteints d'affections
contagieuses telles que le typhus, la variole, etc.,
et dont lui seul a la charge à l'hôpital.

Il m'a été donné de pratiquer à la Maternité de
très nombreux accouchements, près de cent, en
effet, et dont certains ont été accompagnés d'interventions plus effectives que la patience juste-
ment recommandée aux accoucheurs. D'autre
part, dans le service spécial aux maladies des
enfants, j'ai pu traiter, soit médicalement, soit
par la chirurgie, plusieurs cas intéressants. Je ne
saurais en vouloir au médecin chargé de ces deux
services, de m'avoir laissé, dans la plupart de
ces circonstances, ma libre initiative.

Mais on n'abandonne pas ainsi le cours établi
et régulier des études sans avoir à solliciter, à
chaque voyage, maintes exemptions, maintes
faveurs administratives ; j'ai toujours rencontré
chez M. le Doyen Caubet l'accueil le plus bienveillant, le plus paternel, dirai-je, et je lui en ex-
prime ici toute ma reconnaissance.

C'est en ami bien plutôt qu'en élève que j'ai été
reçu par M. le Professeur André chaque fois que
j'eus recours à lui, et ce fut bien souvent ; je lui
suis infiniment obligé d'avoir bien voulu accepter
la présidence de ma thèse ; il m'a permis ainsi de
mettre son nom au début de ma carrière, comme
un encouragement, comme un enseignement et
un exemple.

PLAN

I

INTRODUCTION

La néphropexie a pour but de fixer à la paroi
abdominale postérieure le rein devenu mobile.
Elle a été expérimentée, décrite et pratiquée pour
la première fois chez l'homme, par Hahn, de
Berlin, en 1881 ; elle est, depuis, entrée dans la
pratique courante et a fait le sujet de nombreuses
expériences, de nombreux travaux. Elle s'adresse,
en effet, à une affection excessivement répandue,
puisque, d'après Glénard, on la rencontre chez
14 pour 100 des sujets atteints de troubles de la
nutrition ; chez 28 pour 100 des femmes et 27
pour 100 des hommes, d'après Mathieu. Nous ne
voulons pas dire, par là, que tous les reins mo-
biles sont justiciables d'une intervention, si bé-

nigne soit-elle. Les indications opératoires sont
longuement étudiées dans les traités classiques,
dans les discussions de l'Association française
d'urologie en 1901, dans le récent Traité de Che-
valier ; en particulier, dans le savant rapport présenté à la Société des Sciences médicales de Bor-
deaux par le Professeur Pousson en décembre 1903,
et dans la thèse de Demolins, en 1904, inspirée
par M. Lucas-Championnière. Elles ne sont pourtant pas fixées d'une manière tellement précise
que l'on ne puisse hésiter entre les intervention-
nistes délibérés qui proposent même la néphropexie préventive, préventive des douleurs, bien
entendu, et ceux qui, sceptiques sur le résultat
éloigné, ne la conseillent que comme un pis-aller.
L'hésitation est justifiée par le caractère d'exces-
sive bénignité de l'intervention ; quelle que soit
la technique employée, la néphropexie est, à ce
point de vue, comparable à la cure radicale de la
hernie ; elle est même plus inoffensive, en ce sens
qu'elle prête encore moins aux complications
post-opératoires, et si les accidents éloignés aux-
quels elle peut donner lieu sont évités par le choix
d'un bon procédé opératoire, elle devient, selon
Lucas-Championnière, à la fois « l'une des plus
simples, des meilleures et des plus efficaces de la
chirurgie » (1).

(1) Lucas-Championnière. Clinique de l'Hôtel-Dieu, in *Journal de Méd.
et Chir. pratiques*, 1903, t. LXXIV, p. 807.

Nous nous proposons de passer en revue les divers procédés opératoires publiés jusqu'ici, ne développant de chacun que ce qui fait son originalité propre, empruntant à chaque auteur, autant que possible, les termes mêmes de sa description, faisant ressortir au fur et à mesure les avantages et parfois les inconvénients de chacun d'eux. Nous terminerons par l'exposé qu'a bien voulu écrire pour nous notre Maître, le Professeur Braquehaye, de la technique nouvelle que nous lui avons vu employer pendant ces trois dernières années à l'Hôpital civil français de Tunis.

II

TECHNIQUE OPÉRATOIRE

Position de l'opéré et du chirurgien (1er et 2e temps).

Pour atteindre le rein par la voie lombaire, on doit, la peau étant incisée, traverser le plan musculo-aponévrotique formé, en dehors de la masse sacro-lombaire, par les fibres inférieures du grand dorsal, les deux obliques, l'aponévrose du transverse et le carré des lombes qui déborde en bas vers la crête iliaque d'environ 3 centimètres. Les deux premiers temps de l'opération : l'incision cutanée et la section musculo-aponévrotique, sont communs à tous les procédés et aussi à toutes les opérations exploratrices ou curatrices du rein ; nous en empruntons la description que nous ferons, une fois pour toutes, à l'excellent *Traité de Technique opératoire*, publié par Ch. Monod et J. Vanverts (1). Nous ferons remarquer toutefois que, pour fixer le rein dans une situation qui soit à peu près celle qu'il doit occuper normalement, et, en particulier, pour lui conserver son orientation, l'incision recto-curviligne nous paraît préférable.

Position de l'opéré et du chirurgien. — L'opéré est placé dans le décubitus latéral, sur le côté sain, et légèrement incliné en avant. Le flanc qui touche la table est soulevé par un coussin cylindrique et résistant, destiné à augmenter les dimensions de l'échancrure ilio-costale opposée et à agrandir ainsi le champ opératoire. Deux aides maintiennent le patient immobile dans cette position, l'un fixant le genou fléchi du côté malade, l'autre le bras du même côté.

Le chirurgien se place du côté du dos de l'opéré. L'aide principal, qui lui fait face, est prêt à déprimer le flanc et à repousser le rein en arrière.

1er *Temps*. — Incision cutanée. — L'incision des téguments est oblique ou verticale ; en ce dernier cas, il est indispensable, pour obtenir un

---

(1) Ch. Monod et J. Vanverts. *Traité de Technique opératoire*, p. 471 (Masson, 1902).

jour suffisant, d'en recourber en avant l'extrémité inférieure.

a) Incision oblique (Morris, Le Dentu). — A 8 centimètres ou à quatre larges travers de doigt des apophyses épineuses, — c'est-à-dire sur le bord externe de la masse sacro-lombaire, — au niveau de l'angle que les muscles forment avec la dernière côte, en empiétant un peu sur celle-ci, on commence une incision qui s'étend obliquement en bas et en avant pour s'arrêter à un ou deux travers de doigt au-dessus de la crête iliaque. On la prolonge à partir de ce point plus ou moins en avant, au cours de l'opération, suivant les besoins.

Cette incision convient à tous les cas ; elle peut cependant être un peu moins oblique, parallèle ou presque parallèle à la douzième côte, si le rein est en situation normale.

b) Incision recto-curviligne (Guyon). — L'incision, commencée au même point que l'incision oblique, descend verticalement le long du bord externe de la masse sacro-lombaire. A deux ou trois travers de doigt de la crête iliaque, on la recourbe en avant et on la prolonge parallèlement à cette crête, qu'elle suit à deux travers de doigt au-dessus d'elle sur une étendue de 3, 4 centimètres et davantage, suivant le besoin.

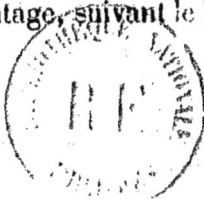

2⁰ *Temps*. — Section de la paroi musculo-aponévrotique. — Après l'incision du tissu cellulo-graisseux sous-cutané, on sectionne successivement les fibres inférieures du grand dorsal au niveau de la partie supérieure de la plaie, les deux obliques et l'aponévrose du transverse. Au-dessous de ces muscles, en dedans du bord rouge du carré des lombes que l'on peut d'ordinaire respecter, on trouve le grand nerf abdomino-génital — dont la direction est à peu près celle de l'incision — et, chez les gens gras, une couche graisseuse plus ou moins abondante.

Sous cette graisse, quand elle existe, ou directement sous le nerf, quand elle fait défaut, s'étale un feuillet très mince au travers duquel on devine la graisse sous-péritonéale et périrénale : c'est le fascia de Zuckerkandl, qui peut facilement être confondu avec le péritoine. Aussi est-il prudent de l'inciser au niveau de la partie postérieure de la plaie. Il vaut mieux encore le déchirer avec une sonde cannelée ou avec une pince. A travers l'ouverture ainsi pratiquée et qui sera agrandie avec les doigts, apparaît aussitôt la graisse blanchâtre périrénale (capsule adipeuse).

Ces deux premiers temps nous ont permis de sentir le rein au-dessous de sa capsule adipeuse, soit dans sa loge, soit dans la situation anormale qu'il occupe et où le doigt explorateur le découvrira, en évitant, s'il s'agit du rein droit, ce qui est le cas le plus fréquent, de le confondre avec le foie qui souvent est prolabé, ou avec l'angle du côlon qui tend à faire hernie à la partie inférieure. La glande est amenée, s'il y a lieu, dans la plaie et fixée dans cette position par l'aide qui la repousse de son poing à travers la paroi abdominale. Pour la fixer, certains opérateurs traversent son parenchyme de fils temporaires ou résorbables, certains même de fils perdus : ils fixent directement. D'autres recourent à l'intermédiaire de la capsule adipeuse ou de la capsule propre : ils fixent indirectement. Les uns se contentent des adhérences inflammatoires que provoquent la présence des fils, d'autres mettent en contact direct la substance propre du rein décortiqué et la partie cruentée des muscles; d'autres, enfin, laissant la glande fixée au fond de la plaie non suturée attendent une réunion par bourgeonnement.

Pour la clarté de l'exposition, nous rangerons donc les procédés opératoires en deux groupes et deux sous-groupes :

I. — Procédés de fixation directe : 1° sans décapsulation ; 2° avec décapsulation.

II. — Procédés de fixation indirecte : 1° sans décapsulation ; 2° avec décapsulation.

III

PROCÉDÉS DE FIXATION DIRECTE

1° Sans décapsulation.

Duret (1). — *3e Temps.* — « Le rein est saisi avec une pince de Museux.

On commence, une fois arrivé sur le rein, à pratiquer sur sa capsule cellulo-adipeuse une incision cruciale. On fend longitudinalement, sur le bord convexe du rein, jusqu'à 1 ou 2 centimètres de distance de l'un et l'autre pôle, puis on fait tomber sur le milieu de cette première section une deuxième section transversale qui

(1) Duret. *Bulletin de l'Acad. roy. de Méd. de Belgique*, 1888, t. XXI, p. 239.

s'avance sur la moitié des deux faces du rein ; à l'aide du doigt, on décolle doucement des parties sous-jacentes la capsule adipeuse jusqu'à ce qu'on puisse amener aisément les quatre angles dans la plaie.

Le rein ainsi attiré vient au contact de celle-ci.

4e *Temps.* — Nous avons pu, sans inconvénient, chez nos deux malades, passer, à l'aide d'aiguilles courtes, cinq ou six fils de soie à travers la capsule propre du rein, et aussi un peu dans la substance corticale. Nous faisions ensuite pénétrer les fils dans le périoste de la onzième côte ou à travers les parties profondes de l'extrémité supérieure de la plaie. Le rein apparaît ainsi comme soutenu par de petits cordages.

5e *Temps.* — Dans chaque angle de la capsule adipeuse, nous plaçons dix à douze fils de soie qui vont ensuite traverser les muscles et les parties profondes de la plaie en divers points de sa périphérie, surtout dans la région supérieure ; aucun de ces fils n'est fixé à la peau.

Une portion très nette de la capsule adipeuse se trouve ainsi comprise entre les lèvres de la plaie et se soude à cette dernière. »

Comment expliquer dans ce cas le mode de fixation définitive ? il y a deux ordres de sutures : les unes, dix à douze fils de soie, qui, partant du rein lui-même, se dirigent de bas en haut vers la onzième côte; les autres, constituées par quatre groupes d'égale importance aux quatre angles de la plaie. Voilà donc un appareil qui apparaît formidable et qui, selon toute vraisemblance, assure une fixation plus que suffisante. Voyons, cependant, ce qu'en dit Vanneufville (1), partisan du procédé et qui a étudié ses résultats sur le chien :

« La suture seule de la capsule cellulo-adipeuse donne lieu à la formation *d'une toile cellulo-fibreuse peu résistante, insuffisante pour fixer définitivement le rein flottant.* La suture seule du rein, par des fils traversant la substance corticale, aboutit à l'immobilisation plus ou moins complète de l'organe par de petits ligaments fibreux; leur nombre n'est pas toujours en rapport avec celui des fils de suture. »

Voilà qui paraît peu encourageant : quarante fils de soie laissés en place pour obtenir la formation d'une toile peu résistante, d'une part; d'un autre côté, un ensemble de dix petits cordages dont quelques-uns pourront donner naissance à de petits ligaments fibreux.

Chacun d'eux risquait d'être l'origine d'un foyer de suppuration pour peu que l'asepsie ne soit pas parfaite. Le même auteur ajoute, il est vrai, immédiatement que : « La suture simultanée de la cap-

---

(1) Vanneufville. De la néphronaphie. Thèse clinique et expérimentale, Th. Paris, 1888, n° 366.

sule cellulo-adipeuse et du rein procure une
fixation parfaite de l'organe. Ce dernier est retenu
à la paroi par un gros ligament ou une lamelle
résistante de nature fibreuse (capsule cellulo-adipeuse) et plusieurs ligaments se dirigeant vers la
dernière côte. » Et cette conclusion n'est pas ce
qui étonne le moins après ce que l'on vient de
lire.

Nous devons ajouter, pour être complet, que
M. Duret, au Congrès français d'urologie (1),
après avoir insisté sur la nécessité d'une bonne
néphropexie pour avoir de bons résultats, déclare
avoir eu l'occasion de faire l'autopsie d'une femme
morte de phtisie plusieurs mois après avoir subi
l'opération qui nous occupe : le rein présentait
à sa partie convexe un ligament continu rayonné,
qui remontait jusqu'à la côte.

GUYON (2). — 3ᵉ *Temps*. — « La capsule cellulo-
adipeuse, déchirée, laisse visible le bord convexe du rein.

4ᵉ *Temps*. — On passe les fils en plein parenchyme à un bon centimètre du bord postérieur.
On charge l'aiguille avec du catgut numéro 3
assez long pour former anse double. Commen-

(1) Congrès français d'urologie, 5ᵉ session, in *Bulletin Méd.*, 1901,
p. 911.
(2) Note sur deux cas de néphronaphie. *Bull. de l'Acad. de Méd.*, 1889,
t. XXI, p. 239.

çant par la partie inférieure du rein, on place ainsi quatre fils à environ 1 centimètre de distance. Le premier est alors conduit par un de ses chefs au-dessous de la douzième côte autour de laquelle il est noué. Le rein étant ainsi solidement fixé, la suture est poursuivie avec toute la précision et le soin nécessaires. C'est à peine si cette franche transfixion du rein donne un peu de sang qu'arrête une légère compression avec une éponge.

5e *Temps.* — Les anses sont sectionnées par le milieu. La moitié interne est passée par un point d'aiguille à travers la lèvre inférieure à la partie la plus profonde, comprenant une certaine épaisseur de fibres musculaires, l'aponévrose du transverse et la capsule cellulo-graisseuse. Le fil est alors noué, mais peu serré pour ne pas couper le tissu rénal. La moitié externe, après avoir été croisée avec l'interne, est passée, dans les mêmes conditions, dans les tissus qui bordent la plaie dans sa profondeur.

Le rein est alors fixé au fond de la plaie.

6e *Temps.* — Un deuxième plan de sutures, adossé au premier, fut placé dans la profondeur et fait au catgut.

Un autre, superficiel, au crin de Florence, réunit la partie extérieure des lèvres de la plaie. »

Depuis, le Professeur Guyon a modifié le mode

d'attache des fils ; il recommande l'artifice suivant, qui évite la section du parenchyme rénal
sous la pression du fil :

« Les deux chefs de chaque fil sont noués (nœud
double) à leur entrée et à leur sortie du rein.
Pour faciliter cette manœuvre, on saisit avec une
pince à forcipressure, tout contre le rein que
l'on déprime même légèrement, les deux chefs
de l'un des fils, tandis qu'un aide tend les deux
autres chefs qui émergent de la face opposée. On
fait alors le nœud contre la pince, puis on réunit
de la même manière les chefs qui répondent à
l'autre face. »

Le rein est ainsi amené à occuper une position
un peu plus basse que la normale, mais on a soi-
gneusement conservé ses rapports, et, sauf sur la
ligne des sutures, sur son bord convexe, il est en
contact avec la capsule adipeuse ; celle-ci sera un
obstacle absolu à la formation d'adhérences réno-
pariétales ; il ne faudra donc compter que sur les
piliers cicatriciels fournis par les fils.

On a conseillé depuis (Albarran) de réséquer
aussi complétement que possible la capsule adipeuse et de refouler avec soin, hors de la région
de fixation, la graisse que l'on n'aura pu facilement enlever. C'est donc que l'on espère voir l'organe, mis au contact des muscles, contracter avec
eux des adhérences ; or, la capsule propre semble devoir s'y opposer.

Cette technique a, néanmoins pour elle, de nombreux adeptes et procure, d'après Albarran, 81 pour 100 de guérisons définitives ; il serait donc inutile, d'après ce chirurgien, d'y apporter des modifications qui ne sauraient que la compliquer sans la rendre plus efficace.

BAZY. — M. Bazy (1) emploie cependant un procédé qui lui semble donner plus de sûreté pour maintenir la fixation. Il le nomme procédé en hamac, et voici comment il le décrit :

« Après avoir incisé les téguments, on fend la capsule adipeuse sans la réséquer et, les lèvres de l'incision écartées, on passe trois fils dans la moitié inférieure du rein, chacun à égale distance de l'autre. Deux des chefs de ces fils viennent ensuite traverser le onzième espace intercostal et le chef du troisième fil est conduit au travers de la masse musculaire située au-dessous de la douzième côte. Ces fils sont ensuite serrés avec les autres chefs, et le rein se trouve ainsi bien appliqué à la face interne du onzième espace intercostal. Un autre fil saisit la capsule, dont les lèvres sont réunies par un surjet, et la remonte jusqu'à la douzième côte, en formant ainsi une sorte de suspensoir ou de hamac pour le rein. »

M. Bazy fixe donc le rein et l'y soutient par un

(1) BAZY. De la néphropexie par le procédé en hamac. Société de chirurgie. 25 octobre. in *Bull. Méd.*, 1899, p. 965.

hamac plus haut qu'il n'était avant d'être déplacé, puisque, désormais, son pôle inférieur affleure le bord inférieur de la douzième côte.

Or, s'il paraît de peu d'importance de maintenir cet organe un peu au-dessous de sa situation normale, assez haut néanmoins pour éviter les cordures de l'uretère, il ne nous semble pas indifférent de le placer trop haut. La fixation au onzième espace intercostal ne sera pas directe; entre ce plan ostéo-musculaire et le rein se trouveront placés le cul-de-sac pleural et le ligament cintré du diaphragme.

Les deux fils supérieurs les traverseront, d'où infection possible de la plèvre, mais, et ceci nous paraît plus important, seront tiraillés à chaque effort de toux ou de vomissement, et la fixation déjà précaire, puisqu'elle ne s'adresse qu'à la moitié inférieure de l'organe, sera compromise; le rein tendra à basculer autour du point inférieur embrassant la douzième côte. Ne pouvant contracter d'adhérences avec la paroi, la récidive est fort à craindre lors de la résorption des fils. Il faut considérer, en effet, que les opérées sont généralement nerveuses, dyspeptiques et, par suite, très sensibles au chloroforme qui, chez elles, s'élimine très tard, provoquant des nausées et des vomissements parfois plus de vingt-quatre heures après l'opération.

Les nombreux opérateurs qui ont adopté le

procédé de Guyon ne se sont pas tous dissimulé les
inconvénients qu'il comporte; aussi voyons-nous
leur ingéniosité s'attacher à les éliminer.

GARDNER. — Les fils de catgut se résorbent trop
vite, M. Gardner les remplace par des tendons
de kanguroo.

JONNESCO. — Les fils de catgut peuvent suppu-
rer, les fils à demeure favorisent dans l'épaisseur
du rein « *la formation de zones de sclérose profonde* (1) »; aussi M. Jonnesco préconise-t-il, au
Xme Congrès français de Chirurgie, un procédé qui consiste essentiellement à ne pas laisser
le fil à demeure dans le rein.

Il se sert dans ce but de fils de soie traversant le
rein et dont les chefs viennent se nouer sur la
peau après avoir traversé le périoste de la douzième
et s'il est nécessaire de la onzième côte; ces fils
profonds sont enlevés le cinquième jour. La capsule adipeuse a été réséquée, la capsule propre
laissée intacte.

Le résultat définitif est-il bon? M. Jonnesco s'en
félicite; pourtant, on nous permettra de croire que
tout danger de suppuration n'est pas écarté, que
ces fils de soie sont éminemment aptes à conduire
l'infection jusque dans la profondeur inabordable

(1) JONNESCO. Xme Congrès français de Chirurgie. Paris, 1896, p. 527.

des tissus, et qu'enfin, enlevés au cinquième jour, ils n'ont probablement pas permis la formation d'adhérences assez solides pour que le moindre incident survenant alors : accès de toux, vomissement, mouvement inconsidéré, ne produise une récidive rapide.

POULLET. — Enfin, M. Poullet, de Lyon, trouve sur place ses engins de fixation : il emprunte au long dorsal un tendon qu'il détache au niveau de son insertion musculaire supérieure et le passe en anse dans la couche superficielle de la face postérieure du rein (1). Ce procédé, très ingénieux et très brillant au point de vue opératoire, n'a pourtant pas donné de tels succès qu'il ait été généralement adopté; le plus grand nombre des opérateurs qui ne se confient pas uniquement aux fils de Guyon, pratiquent, en outre, la décapsulation partielle de l'organe comme, le premier, l'a indiqué le Professeur Th. Tuffie·

2° Avec décapsulation. — TUFFIER.

TUFFIER (2). — « ..... ; dissociation lente et souvent pénible de la capsule graisseuse, le rein étant refoulé et fixé par un aide.

(1) POULLET. Néphropexie tendineuse. Lyon méd., 1895, t. LXXIX.
(2) Th. TUFFIER. Art. Néphrorraphie, in Traité Duplay-Reclus, t. VII, p. 409.

L'organe mis à nu dans toute l'étendue de son bord convexe et les deux faces adjacentes, on passe un fil de gros catgut en plein parenchyme, dans sa partie inférieure, de façon à fixer et à amener l'organe entre les lèvres écartées de la plaie. On agit de même à son extrémité supérieure, à environ 4 centimètres du sommet du rein ; puis, sur la face postérieure et le bord convexe, on dissèque la capsule propre de Malpighi, de façon à aviver ainsi le parenchyme cortical. Le léger suintement sanguin qui suit cette dissection est arrêté par la compression ; on place alors un troisième fil au milieu du rein, en pleine substance rénale. Ces trois fils, passés avec l'aiguille coudée de Reverdin, sont simples ou doubles. Les substances employées sont le catgut ou les tendons de kanguroo qui se résorbent moins vite.

Ces fils sont fixés : les supérieurs au périoste de la face externe de la douzième côte, les moyens deux à deux à l'extrémité supérieure de l'incision aponévrotique profonde, les inférieurs à cette même aponévrose. Ils sont serrés modérément, de façon à ne pas couper le parenchyme et à affronter la partie avivée à la paroi musculaire.

Le rein ainsi fixé est au-dessous de sa situation normale qu'il est impossible de lui rendre sans perforer le diaphragme. Les différentes sections musculaires sont suturées en trois étages au catgut, et la peau réunie au crin de Florence sans aucun drainage. »

Au moment où il fut publié, ce procédé était le premier qui appliquait la décapsulation partielle de l'organe, et l'on s'est élevé contre cette pratique considérée comme inutile et même nuisible.

Inutile, d'après Albarran, puisque la même opération sans décapsulation lui donne 81 pour 100 de succès définitifs. Nuisible, d'après Delagenière, parce qu'elle produit des adhérences trop solides à la paroi, et le rein serait, par là même, plus exposé à des pressions violentes des viscères abdominaux et ne pourrait s'y soustraire. Or, ce fait n'a jamais été relevé depuis dans les nombreuses observations d'opérées selon la méthode de Tuffier. Nous retiendrons seulement des expériences de MM. Claude et Balthazar, de MM. Albarran et L. Bernard, que la capsule enlevée se reforme très rapidement, très dense et très adhérente, et qu'elle est de nature à fournir une fixation excessivement solide.

Nous nous permettrons cependant de préférer pour le passage des fils la manœuvre de Guyon, de nature à éviter plus sûrement les déchirures de la substance rénale, et à insister sur l'importance d'un drainage au moins provisoire, la surface cruentée émettant toujours une certaine quantité de sang facteur efficace de désunion et parfois de suppuration profonde de la plaie.

Adoptée par de nombreux chirurgiens, cette technique leur a procuré de nombreux succès. Le Professeur Ceccherelli (1) déclarait, en effet, au Congrès de Chirurgie de 1904 : « J'ai adopté les idées de Tuffier qui, en 1889, constatait que la décapsulation laisse après elle une fixation solide du rein aux tissus voisins. Depuis 1894, je pratique la décapsulation dans chaque néphrorraphie, passant mon fil à cheval sur la côte, ainsi que je l'ai conseillé le premier en 1884 ..... Tout tend à démontrer combien la décapsulation ajoute un élément de succès à la néphropexie. La clinique a prouvé combien cette manœuvre était inoffensive, et l'on sait, d'autre part, quelles adhérences solides elle crée entre le rein et les parties avoisinantes. Enfin, les modifications qui en résultent pour la circulation rénale sont des plus heureuses, car le fonctionnement physiologique de l'organe n'est modifié que dans le sens d'une plus grande activité, et tout ceci s'accorde parfaitement avec ce que nous connaissons du processus de guérison dans les néphrites chroniques. »

Nous en avons terminé avec les procédés de fixation directe ; nous avons vu qu'après avoir fixé le rein en respectant ses rapports anatomiques, on l'a ensuite énucléé de sa capsule adipeuse, puis libéré en partie de sa capsule fibreuse,

(1) Décapsulation et fixation des reins. CECCHERELLI (Parme), *Bull. Méd.*, 1904, p. 899.

dans le but de rechercher une fixation plus solide, une union plus intime entre la glande et la
paroi lombaire. C'est donc que les petits ligaments fibreux décrits par Vanneufville autour des
fils de soie ou à la place des fils résorbables ne
paraissent pas offrir une résistance suffisante ;
c'est donc que les adhérences secondaires formées soit entre la capsule et la paroi, soit entre
celle-ci et la substance corticale dénudée, sont
escomptées comme devant assurer une fixation
définitive. Les fils suspenseurs passés en plein
parenchyme, hardiment et sans compter, comme
le recommande Lucas-Championnière (1), ne sont,
en somme, dans la plupart de ces procédés, que
des fils d'attente constituant une fixation temporaire et permettant au rein de s'attacher lui-même
à la paroi.

La tolérance du rein pour ces fils passés à travers sa substance a été déclarée très grande : un
petit noyau de sclérose du tissu rénal immédiatement au contact, et c'est tout ; voici pourtant que
M. Legueu (2) signale à l'Association française
d'urologie un cas de fistule urinaire lombaire sur-
venue à la suite de néphrorraphie ; d'autre part,
M. F. Gardner (3) recherchait, dans un article de

(1) Lucas-Championnière. Clinique de l'Hôtel-Dieu, in *Journal de Méd.
et Chir. prat.*, 1903, p. 807.
(2) Association française d'urologie, 7e session, 23 octobre 1903.
(3) F. Gardner. *Annales des Maladies des organes génito-urinaires*,
n° 8, 1905.

revue paru l'an dernier, les causes de la fistulisation qui survient assez fréquemment à la suite de la néphropexie. Cet auteur conclut :

1º Qu'il ne faudrait fixer que des reins sains et être très prudent dans la fixation des reins infectés même légèrement ;

2º Qu'il faut éviter avec soin toute infection opératoire, non seulement à cause des chances de récidive possible si la néphropexie suppure, mais aussi à cause de la production possible de gangues scléreuses qui peuvent comprimer l'uretère;

3º Que le calice moyen plus vulnérable, étant horizontal, situé au niveau de l'équateur du rein ou au-dessous, il vaut mieux passer le fil moyen de la néphropexie un peu au-dessus du plan moyen du rein qu'au niveau de ce plan même.

En outre, ses recherches sur des reins normaux ou légèrement dilatés, au point de vue de la topographie des calices, lui ont montré que l'épaisseur du tissu rénal au niveau du calice moyen, le plus rapproché du bord convexe du rein, est faible et peut être notablement inférieur à 10 millimètres; qu'en conséquence il convient, dans la néphropexie, de ne charger que le minimum de tissu nécessaire pour assurer une bonne fixation.

Il nous paraît donc bien démontré que les fils passés au travers du parenchyme rénal, sans fournir un soutien sur lequel on puisse compter, sont susceptibles d'engendrer des accidents aussi fâcheux que des fistules urinaires. Et cela, sans que le chirurgien puisse les éviter d'une façon certaine; il est difficile, sinon tout à fait impossible, en particulier, de préjuger de l'état des reins avant l'opération; bien plus, ne fixer que des reins sains, c'est priver certains malades à rein flottant compliqué du bénéfice d'une opération souvent curatrice pour eux.

Il est donc infiniment logique de rechercher si la fixation ne peut pas être obtenue en se passant de ce moyen inefficace par lui-même et parfois dangereux; c'est là le but poursuivi et, croyons-nous, atteint par certains des procédés de fixation indirecte que nous allons maintenant passer en revue.

IV

PROCÉDÉS DE FIXATION INDIRECTE

1° Sans décapsulation.

Hahn. — Le premier en date est celui qui fut appliqué par Hahn, à Berlin, en 1881, lors de la première néphropexie pratiquée sur l'homme. Il s'agissait d'une jeune fille de vingt-un ans, atteinte de deux reins flottants douloureux ; le rein droit était plus mobile que le gauche, et ce fut lui qui fut fixé. Mais pour cela, l'opérateur se contenta de fixer la couche cellulo-graisseuse à la plaie opératoire. Les douleurs, sans disparaître complètement, furent atténuées, mais la mobilité réapparut au bout de quelques mois.

Dans une deuxième intervention, suivant la

même technique, la récidive se reproduisit lorsque la malade reprit la station debout et la marche. Aussi, l'auteur conseilla-t-il de comprendre désormais dans la suture la capsule propre de l'organe.

BASSINI. — Suivant ces indications, Bassini passa un fil à travers les deux capsules sur le bord convexe, un sur la face antérieure et un troisième sur la face postérieure du rein, les fixant aux parties correspondantes des tissus profonds de la plaie. Enfin, divisant en croix la portion de capsule adipeuse visible encore dans la plaie, il en fixe un lambeau au périoste de la onzième côte et les trois autres aux lèvres de la plaie.

Cette manière d'opérer, plus compliquée que celle de Hahn, ne devait pas d'ailleurs donner de meilleurs résultats ; la capsule fibreuse se déchirait facilement sur une anse de fil, et la traction opérée par la capsule adipeuse, divisée et remontée, ne pouvait que gêner la cicatrisation de la plaie musculo-cutanée dont elle séparait les lèvres sans permettre au rein d'adhérer à la paroi, en avant de laquelle elle se trouvait maintenue.

Les opérateurs ayant d'abord fixé la capsule adipeuse seule, puis l'ayant ouverte et compris très légèrement la capsule propre dans leur suture, s'enhardissent et pénètrent la substance

propre, d'où les procédés de fixation directe que
nous avons décrits.

Tous, cependant, ne sont pas convaincus de
l'innocuité de la manœuvre, et M. Jaboulay, dans
le *Lyon Médical*, expose comme il suit sa manière
d'opérer (*Lyon Méd.*, 1895, t. LXXX, p. 163).

JABOULAY. — « Devant les insuccès consécutifs
à la méthode de Hahn et les dangers de l'ouverture
de la capsule fibreuse, ainsi que de la perforation
du rein par les fils, j'ai employé, depuis le mois
de septembre 1893, un procédé qui respecte cet
organe dans son intégrité et le maintient dans la
paroi postérieure de l'abdomen à l'aide d'une
cicatrice obtenue *per secundam*, lentement et sur
une grande surface.

L'incision classique des parties molles étant
faite jusqu'à l'atmosphère rénale, la capsule adipeuse est recousue et saisie, elle est lâche et
longue dans le rein flottant, et c'est par son
allongement que le rein a pu descendre là où il
est ectopié.

On l'incise et on l'ouvre longitudinalement en
arrière ; les deux lèvres interne et externe sont
chacune attirées vers la plaie opératoire au dehors ;
le rein vient ainsi avec elles ; on le débarrasse
encore en dedans et en dehors des adhérences de
la capsule adipeuse qui, au fur et à mesure, est
de plus en plus attirée à l'extérieur et ne retient

le rein que par la partie placée en avant de lui.

Ce qui, de cette capsule adipeuse, dépasse la peau est réséqué, et elle-même est suturée aux téguments voisins. Il en résulte une plaie ovalaire dont les bords sont formés par la soudure de la peau et de l'enveloppe graisseuse du rein : celui-ci se trouve au fond, recouvert de son enveloppe fibreuse. Mais il n'est qu'à une profondeur de 1 à 2 centimètres et quelquefois à fleur de peau. Cette plaie largement béante devra rester ouverte et ne pas se cicatriser par première intention, et, pour cela, on la bourre de gaze antiseptique.

Peu à peu, on voit se former au fond, c'est-à-dire sur la capsule fibreuse du rein et par côté, c'est-à-dire sur la face interne des deux lèvres de la capsule graisseuse, des bourgeons charnus. Ce sont eux qui rempliront toute cette cavité anfractueuse et qui aboutiront finalement, au bout de trois semaines à un mois, à l'édification d'une cicatrice profonde de 2 centimètres et longue de 6 à 7, qui commence profondément au rein et finit à la peau. »

M. Th. Tuffier avait essayé et réalisé, chez l'animal d'abord, chez l'homme, ensuite, un procédé consistant essentiellement à inclure le rein dans une loge artificielle qu'il lui creusait, pour ainsi dire, dans la paroi musculaire, en arrière de l'aponévrose profonde qui, suturée, servait de barrière provisoire ; les adhérences contractées ensuite avec les tissus voisins empêchant l'organe de retomber dans la grande cavité abdominale.

Mais cette inclusion du rein dans la paroi, qui réalisait d'ailleurs une fixation durable et très solide, dut être abandonnée et déconseillée par son auteur lui-même. Elle s'accompagnait de douleurs intolérables spontanées, aux périodes de suractivité fonctionnelle de l'organe, provoquées par la constriction des vêtements fixés à la taille ou appuyant avec force sur elle.

Or, M. Jaboulay se félicite, par la traction qu'il opère sur les lèvres de la capsule fibreuse, d'obtenir en quelque sorte l'exonéphropexie : l'exclusion du rein de sa loge et sa fixation à 1 ou 2 centimètres au plus de profondeur. Cet organe, par suite, se trouve inclus dans la cicatrice de la paroi musculo-aponévrotique ; celle-ci, en effet, même sur les sujets très amaigris, présente une épaisseur d'au moins 5 centimètres ; il sera donc comprimé et douloureux.

Cette large cicatrice, obtenue péniblement après un mois d'immobilisation absolue du malade et soumise à toutes les alternatives d'une réunion *per secundam*, suppuration étendue et interminable fistulisation des trajets néoformés, ou, au contraire, exubérance des tissus et formation de cicatrices vicieuses, gênera certainement les

mouvements de flexion et de torsion du tronc.
Chacun d'eux, au moment de sa production,
réveillera une douleur intolérable et amènera
bientôt le patient à se figer dans une attitude rai-
die, créant ainsi une véritable infirmité.

CARWADINE. — M. Th. Carwadine, chirurgien
assistant de la Bristol Royal Infirmary, décrit
dans *The Lancet*, du 28 juin 1902, un procédé qui
modifie la technique du chiru ;ien américain
Sem, décrite au Congrès de 1900 par M. Biondi,
et que l'on retrouvera plus bas.

Le rein, mis à nu, est badigeonné sur toute
sa surface, sauf le hile, avec l'acide phénique
liquéfié ; puis maintenu en place par des tampons
de tarlatane aseptique jusqu'à ce que l'adhérence
se soit produite.

« L'application phéniquée (1), faite de façon à
éviter tout excès de caustique, a pour effet de
provoquer la formation très rapide de granula-
tions amenant des adhérences solides et étendues
du rein avec les parties avoisinantes.

Ce procédé a donné d'excellents résultats dans
les six cas de néphrite où l'auteur a eu l'occasion
de l'employer. Dans quatre de ces cas, M. Carwadine fut à même d'examiner la surface du rein
deux à trois semaines après l'opération : l'acco-

(1) In *Bulletin Médical*, 1902, n° 52, p. 624.

lement de l'organe aux tissus environnants fut trouvé des plus intimes et solides. Chez une opérée, on a pu même vérifier ce résultat au bout de seize mois, à l'occasion d'une nouvelle intervention chirurgicale qu'on dut pratiquer, pour cause de douleurs, en incisant au niveau de l'ancienne cicatrice.

L'application du phénol pur sur le rein n'a donné lieu à aucun inconvénient ; c'est même à elle que l'auteur attribue le fait que ses malades n'ont présenté aucune trace de fièvre après l'opération. Une seule fois, on nota une hématurie transitoire au moment où l'opérée commença à se lever, mais c'est là, comme on sait, un trouble post-néphropexique assez fréquent. »

Tout d'abord, nous ne cachons pas notre scepticisme au sujet de la solidité du soutien formé par des tampons de gaze ; nous nous en expliquerons plus tard au sujet du procédé de M. Biondi.

Nous nous contenterons de faire remarquer que le rein, mis à nu, amené au niveau du revêtement cutané, peut devenir très douloureux ; l'auteur dit lui-même avoir été obligé d'intervenir de nouveau dans un cas pour cette raison. Il nous paraît enfin que l'acide phénique devant s'éliminer par les reins, son emploi est peu indiqué pour rétablir les fonctions de cette glande déjà malade.

2° Avec décapsulation.

Nous avons vu, au sujet du procédé du Professeur Tuffier, quelles adhérences solides on pouvait voir se former entre la substance propre du rein mise à nu et la face cruentée des muscles. Nous rappellerons, à ce sujet, l'opinion citée plus haut de l'éminent chirurgien de Parme, le Professeur Ceccherelli ; nous n'aurions garde d'oublier non plus ce que MM. Albarran et Léon Bernard déclaraient à la Société de Biologie, le 21 juin 1902.

« Ces deux auteurs, après avoir pratiqué l'ablation de la capsule fibreuse du rein chez le lapin, ont observé la régénération rapide de cette capsule. Quinze jours après l'opération, elle est déjà achevée et, six mois après, la néo-formation est complète et atteint une plus grande épaisseur que celle de la capsule normale. Le rein, revêtu de sa nouvelle capsule, est plongé dans une gangue fibro-adipeuse qui le fait adhérer à la paroi. Son parenchyme ne présente au microscope que des lésions légères et parcellaires des tubes les plus superficiels » (1).

(1) Régénération de la capsule du rein après décapsulation de l'organe, in *Bull. Méd.*, 1902, n° 52, p. 616.

Mettre donc en pr.. .... .a substance propre
de la glande et la paroi, les y maintenir solidement un temps suffisant à la formation de cette
gangue, sans pour cela recourir aux fils perfo-
rants, tel est le but que se proposent les procédés
que nous allons exposer.

BIONDI. — Au XIII⁰ Congrès international de
Médecine, tenu à Paris en 1900, et dans la séance
du 6 août, M. Biondi, de Sienne, exposait « un
nouveau procédé de fixation du rein mobile ».

« Après incision dans le triangle de Petit (1),
l'auteur découvre le rein, l'énuclée d'abord de la
capsule graisseuse, le décapsule absolument de
toute son enveloppe fibreuse.

« Puis, le rein est repoussé dans sa loge où le
chirurgien le maintient appliqué par un tamponnement à la gaze stérilisée, tamponnement qu'il
fait de la façon suivante :

« Il glisse d'abord la gaze au-devant et au-dessous du rein pour l'empêcher de descendre et de
tomber vers la ligne médiane, puis il la dispose
en zig-zag de dedans en dehors et vice versa, depuis l'angle supérieur jusqu'à l'angle inférieur de
la plaie, de sorte que, lorsque plus tard il s'agira
d'enlever la gaze, il n'y aura plus qu'à tirer sur

---

(1) Nouveau procédé de fixation au rein mobile, in *Presse Médicale*, 1900, n° 68, p. 117.

l'extrémité restée libre et visible dans l'angle inférieur de la plaie.

« Jamais ce tamponnement, qui doit être fait
très serré, n'a gêné le fonctionnement du côlon.
Il est d'ailleurs enlevé au bout de huit jours,
temps suffisant pour que le rein se trouve fixé solidement par des adhérences à sa place normale ;
jamais, même dans les inspirations les plus profondes, on ne le voit descendre au-dessous de
l'angle inférieur de la plaie.

« Par ce procédé bien simple, plus n'est nécessaire de recourir à la suspension du rein à la
douzième côte ; on évite ainsi tous les inconvénients qui résultent des fils.

« L'auteur a employé son procédé, d'abord sur
les animaux, puis chez l'homme, avec les meilleurs résultats. Ainsi que l'a démontré l'examen
de plusieurs pièces extirpées, jamais le tissu
fibreux périrénal néoformé n'a envoyé de pro-
longements dans l'intérieur du parenchyme rénal, et celui-ci a gardé son intégrité anatomique
et fonctionnelle. »

Nous avons tenu à reproduire la citation en
entier : elle signale, en effet, d'une part, les
inconvénients qui résultent du passage des fils
dans le rein, et, d'autre part, l'innocuité de la
décapsulation au point de vue fonctionnel.

Il nous paraît toutefois que, sauf dans les cas où
elle est particulièrement indiquée, d'après les

idées récentes sur la chirurgie des néphrites, la capsulectomie n'est pas nécessaire; le but de l'opérateur est de fixer le rein à la paroi lombaire; il lui suffit donc de décortiquer la portion du rein qui sera au contact de cette paroi.

Le tamponnement qui doit assurer pendant huit jours le maintien de l'organe est peut-être efficace s'il est fait comme l'indique l'auteur, serré, mais juste à point pour ne gêner ni la cicatrisation, ni les fonctions des organes voisins. Dans tous les cas, l'enlever après huit jours, en tirant simplement sur le bout de gaze laissé libre à la partie inférieure de la plaie, doit demander une main particulièrement exercée. Tous ceux qui ont eu à enlever un drainage à la gaze de l'abdomen, au bout de trois ou quatre jours, penseront avec moi combien pénible, pour le chirurgien et surtout pour l'opéré, doit être l'extraction de cette longue bande de tissu adhérent de toute part et sur toute son étendue aux parois d'une sorte de tunnel étroit et anfractueux. Enfin, on est en droit de se demander si, au bout de huit jours, les adhérences des parties que ne recouvrait pas la gaze (les faces du rein) avec les tissus voisins (débris de la capsule adipeuse) seront suffisantes à le maintenir. En sorte que c'est précisément à ce moment, une semaine entière après l'intervention, que le malade devra être le plus strictement maintenu immobile et le plus étroitement surveillé.

CANAC-MARQUIS. — Au lieu de détruire complétement, et cela souvent sans nécessité, la
capsule fibreuse, M. Canac-Marquis, chirurgien
de l'Hôpital français de San-Francisco, l'utilise
comme un moyen de fixation temporaire très
solide, de la manière suivante :

« Je pratique, dit-il (1), une incision de la peau
et du tissu cellulaire parallèle à la douzième côte
et passant à 2 centimètres environ du rebord de
cette côte. Cette incision part à 4 centimètres
environ de l'épine dorsale et mesure 10 centimètres. Cette incision me paraît bien préférable aux
incisions plus ou moins obliques préconisées par
les auteurs.

« Après avoir traversé la couche musculaire, je
parviens rapidement sur le rein, je saisis sa capsule graisseuse et je l'attire dans la plaie.

« Après avoir écarté et réséqué cette couche
graisseuse, j'arrive à la capsule propre du rein.

« J'incise cette capsule propre du rein sur une
étendue d'environ 8 centimètres et je la sépare
du rein sur une largeur de 3 à 4 centimètres ; je
pèle le rein comme une pêche, mais en ayant soin
de ne pas déchirer cette capsule propre qui va
me servir à fixer le rein. L'hémorragie légère qui
suit cette dénudation est facilement arrêtée par
la compression.

(1) Néphrorraphie. Nouveau procédé opératoire, *Presse Médicale*, 1904,
n° 2, p. 24.

« Quand mes lambeaux capsulaires sont formés
et qu'ils me paraissent suffisamment grands,
prenant deux crins de Florence dont je fixe une
extrémité avec une perle de plomb et une petite
plaque nickelée, je fais passer ces fils à travers
les tissus jusqu'à la capsule décortiquée que je
couds aux muscles comme l'indique la figure. »

C'est-à-dire par une suture continue comprenant la capsule et une certaine épaisseur des
muscles de la paroi. Le fil, pénétrant à l'angle
inférieur de l'incision capsulaire, sort à l'angle
supérieur et traverse les muscles et la peau.

« J'ai ainsi formé sur le pourtour du rebord convexe du rein une sorte de collerette de 1 centimètre environ de hauteur. Le rein est fixé. Je recons-
titue le plan musculo-aponévrotique au moyen de
deux ou trois points en 8 au crin de Florence. »

L'auteur explique, au moyen de figures, la manière de passer ces fils et y insiste longuement.

En somme, son point est constitué par un 8
ouvert, la boucle passe en travers, au-dessus du
tissu rénal, embrasse la capsule et vient se croi-
ser en plein muscle; les deux branches de l'autre
partie du 8 traversent uniquement le fascia, le tissu
adipeux et la peau, où elles sont arrêtées après
l'affrontement réalisé par des perles de plomb et
de petites plaques nickelées.

Poursuivant la description de sa technique,
l'auteur ajoute :

« De cette façon, les muscles incisés viennent au contact avec la surface dénudée du rein et forment une adhérence incomparable en force et en valeur; on peut mettre deux à six points de suture en 8.

« J'adosse les lèvres de la peau entre les sutures en 8 ouvert avec des agrafes de Michel.

« Si, au moment de la décortication du rein, l'hémorragie veineuse s'est montrée très abondante, je place une mèche de gaze stérilisée au contact du rein et je la fais ressortir au travers d'un petit tube de verre laissé à la partie déclive de la plaie.

« Comme on le voit, il n'y a aucune suture perdue, tous les fils peuvent être retirés.

« Le troisième jour, les agrafes de Michel sont enlevées et l'on applique sur l'incision un pansement de coton et de collodion. Du douzième au quinzième jour, les plaques et les plombs de l'une des extrémités de chaque fil sont enlevés et on laisse les sutures se relâcher par les mouvements respiratoires, ce qui évite ainsi tout danger de casser les crins en les retirant trop vite ; les sutures se retirent d'elles-mêmes en quelques jours.

« Les crins de Florence présentent l'avantage d'être d'une stérilisation facile et parfaite.

« La façon de coudre la capsule écarte tous les inconvénients des fils permanents, formation possible de fistules, création d'un clou de tissu cicatriciel sur le passage du fil. Par ce procédé, le

rein est fixé sur toute l'étendue du rein par une
large surface d'adhérences. »

L'exécution de ce procédé est certainement
plus facile que ne le ferait craindre l'exposition ;
nous, nous permettrons cependant quelques criti-
ques sur le mode de sutures si minutieusement
décrites par l'auteur. Sans lui reprocher les pla-
quettes de nickel et les balles de plomb qui, à tout
bien considérer, pourraient aisément être suppri-
mées en nouant tout simplement les chefs libres
au-dessus de la peau, il nous paraît étrange que,
redoutant, et à juste titre, les fils permanents,
l'auteur les ait conservés en augmentant encore
les chances d'infection. Il dit bien certainement
comment, après avoir laissé les crins se détendre
d'eux-mêmes, il les enlève au quinzième jour ;
mais quelle sera sa conduite si l'un de ces fils
vient à engendrer une suppuration ? Et ce n'est
pas une hypothèse invraisemblable ; il est cer-
tain qu'il vaut mieux enfouir dans les tissus un fil
aseptique, quoique non résorbable, que de faire
communiquer par ce même fil la partie la plus
profonde de la plaie avec le revêtement cutané où
l'infection naît plus facilement, en dépit des pan-
sements les mieux faits. Pour un fil suspect, fau-
dra-t-il détruire ce savant entrecroisement de
crins et prendre ainsi le bénéfice de l'opération ?
Ces fils, si patiemment entrecroisés en 8 ouvert,
réalisent-ils au moins le but poursuivi, qui est de

mettre en contact une large surface de muscles et la partie dénudée du rein? Nous ne le croyons pas.

Si l'on suit avec attention la description de l'auteur, si l'on examine les figures dont il l'accompagne, on peut se rendre compte que ses points en 8 affrontent à la perfection : 1° les deux lèvres de la capsule entre elles par leur face rénale ; 2° les deux tranches musculaires, deux à deux ; 3° les deux lèvres de l'incision cutanée, l'une à l'autre. Si l'on ajoute la tension des crins unissant la capsule aux tissus voisins qui les amène à être à peu près rectilignes, on se rendra compte que la suture, une fois exécutée, est longitudinale, sans épaisseur. En sorte qu'au lieu d'affronter, comme il le désire, une large surface rénale à une égale étendue de muscles, l'auteur insère les lèvres accolées de la capsule dans une cicatrice linéaire de la paroi.

Séduit par l'idée neuve et pratique de ce procédé : suspendre le rein par les lèvres de sa capsule décollée en attendant les bons effets fixateurs d'une décapsulation partielle, notre Maître, le Professeur agrégé Braquehaye, l'a adopté en le modifiant. Il a bien voulu rédiger lui-même, à l'intention de ce travail, l'exposé de sa technique; nous lui en exprimons une fois de plus notre reconnaissance.

BRAQUEHAYE. — 1er et 2e *Temps*. — « Incision classique de Guyon jusqu'au repère du nerf abdomino-génital.

3e *Temps : Isolement du rein*. — Recherche du rein quelquefois difficile par suite de son déplacement ; incision de son atmosphère graisseuse sur sa face postérieure et isolement du rein.

4e *Temps : Incision de la capsule*. — Incision longitudinale de 8 à 10 centimètres de la capsule propre sur la face postérieure du bord convexe ; cette incision n'intéresse que la capsule.

Décortication de cette capsule avec la sonde cannelée de chaque côté sur une étendue de 1 à 2 centimètres. Il est quelquefois nécessaire de débrider aux deux extrémités de l'incision.

5e *Temps : Suture de la capsule à la paroi*. — Un fil de catgut fin est passé avec une aiguille courbe, d'abord sur la capsule, arrêté comme pour un surjet en point de feston ; puis l'aiguille est enfoncée dans la partie profonde de la paroi abdominale postérieure. *L'aiguille entre à 1 ou 2 centimètres de la surface de section, en pleine aponévrose profonde,* et ressort sur la surface de section musculaire où il est de nouveau arrêté comme sur la capsule.

Le premier point est placé à l'angle supérieur de l'incision capsulaire et fixé aussi haut que possible dans la paroi. Ce même point est recommencé de façon à former un surjet complet affrontant exactement les lèvres de la capsule à la paroi.

6ᵉ Temps : Fermeture de l'incision lombaire. — S'il y a lieu, on place un drain aux deux extrémités de la plaie et l'on suture la paroi en deux plans : 1° aponévroso-musculaire, au catgut ; 2° cutané, au crin de Florence. »

Plusieurs et de sérieux avantages nous paraissent résulter de cette manière d'opérer.

1ᵉʳ et 2ᵉ Temps. — Nous avons déjà dit pourquoi nous préférons l'incision classique de Guyon aux incisions obliques, et surtout à celle de M. Canac-Marquis, menée parallèlement à la douzième côte ; elles nous paraissent, en effet, placer sans utilité le rein dans une orientation anormale ; de plus, dans la station debout, l'effort de traction représenté par le poids de la glande n'a pour le contrebalancer que l'épaisseur de la bride cicatricielle formée après l'opération. Avec les incisions verticales, ou tout au moins parallèles à la masse sacro-lombaire, le rein est, par rapport à sa situation normale, déplacé parallèlement à lui-même et de bas en haut, conserve son orientation, et son poids s'exerce sur toute la hauteur du ligament formé par les adhérences qui se sont formées entre sa substance propre et la paroi.

4ᵉ *Temps*. — Comme l'indique l'auteur, il y a lieu parfois de libérer par un léger coup de ciseau aux deux angles de l'incision la capsule décollée, dans le but de permettre un plus facile affrontement de la face rénale de la capsule à l'aponévrose profonde.

5ᵉ *Temps*. — C'est dans la façon de placer les points, beaucoup plus que dans leur exécution, que réside l'intérêt du procédé. En amenant, en effet, la capsule à adhérer à la paroi en dehors de l'incision à 1 ou 2 centimètres de celle-ci, comme le spécifie bien l'auteur, on rend effective la mise en présence d'une surface cruentée du rein et de la paroi, ce qui leur permet de fusionner intimement sur une étendue de 8 centimètres environ de haut et de 3 à 4 centimètres de large lorsque la plaie opératoire est close. Notre Maître nous faisait même remarquer que si l'on veut rendre cette surface de contact encore plus étendue, il suffit d'exécuter un surjet passé uniquement entre la capsule et l'aponévrose profonde, embrassant une faible épaisseur musculaire et aussi éloigné de l'incision que le permettra l'étendue des lambeaux capsulaires.

Sauf la difficulté qu'il y a à placer le premier point pour l'amener aussi haut que possible et qui demande seulement de l'attention et un peu d'adresse manuelle, on conviendra avec nous que cette manière de suturer la capsule est infiniment plus facile à exécuter que celle de M. Canac-Marquis. Elle ne présente, d'autre part, au point de vue d'une suppuration toujours possible, aucun des inconvénients que nous avons signalés ; et dans les trois circonstances où nous l'avons vue employée, la cicatrisation s'est poursuivie d'une façon normale, sans incidents fâcheux.

Il est vrai de dire que, durant notre séjour de trois ans dans le service de chirurgie de l'Hôpital civil de Tunis, infiniment rares ont été les suppurations à la suite d'opérations aseptiques. La constance de ces bons résultats dont, à bon droit, peut s'enorgueillir l'éminent Chirurgien chef de service, doit aussi être attribuée, dans une certaine mesure, à l'habileté et à la conscience du personnel chargé de la stérilisation.

Au cours de ce travail, nous avons indiqué avec soin les sources auxquelles nous avons puisé. Des indications bibliographiques très étendues et très complètes se rencontrent, d'autre part, dans les classiques et, en particulier, dans le Traité de MM. Monod et Vanverts; nous n'avons pas cru indispensable de les reproduire ici.

V

OBSERVATIONS

OBSERVATION Ire

Due à l'obligeance de M. le Professeur Braquehaye.

Salvator J..., quarante-un ans.

Pas d'antécédents soit héréditaires, soit personnels, si ce n'est le carreau, que le malade aurait eu étant enfant, à noter.

Sujet bien musclé, pas d'obésité; son poids n'a jamais dépassé 70 kilos.

En 1892, le malade, qui exécutait sur scène des danses excentriques, se livrait souvent à l'exercice suivant : Il sautait en l'air, très haut, faisant un écart, et retombait sur le sol ses jambes dans la position du grand écart.

Un jour, étant en l'air, il ressent une violente douleur dans la région lombaire, ne peut diriger ses mouvements, et tombe sur le dos.

Depuis ce jour, il avait une certaine appréhension au moment de ses exercices, mais sautait cependant, même peu de temps avant de se faire opérer.

En 1892, à Clermont-Ferrand, le malade éprouve une crise très violente, surtout caractérisée par de vives douleurs de la région épigastrique. Cette crise dure deux jours.

Six mois après, à Nevers, nouvelle crise douloureuse, qui dure huit jours. A la fin de la crise, pendant laquelle le malade ne mangeait pas, ne buvait pas, n'avait pas de selles et urinait très peu, les urines rendues étaient de couleur acajou.

On diagnostique : coliques hépatiques.

Le malade n'a jamais ressenti d'irradiations douloureuses lointaines. Ses crises ont toujours été caractérisées par des douleurs dans la région stomacale, et quelquefois par une douleur siégeant *à droite*, dans la région lombaire.

Les crises se rapprochent, apparaissent tous les deux mois, puis tous les mois, le malade se livrant toujours à des exercices violents.

Il voit successivement des médecins à Montpellier, à Lyon, à Marseille, à Port-Saïd, à Gênes, à Saint-Pétersbourg, dans plusieurs villes d'Allemagne, en Suisse, en Belgique, en Algérie.

Ces médecins, toujours appelés au moment des crises, ont porté le diagnostic de colique hépatique.

Le Docteur Modot, d'Oran, a fait pour la première

fois au malade, en 1896, des piqûres de morphine, dont ce dernier n'a jamais abusé.

Vers 1897, le malade cesse un peu ses exercices violents, ce qui fait espacer ses crises.

En 1900, le Docteur Schoull, appelé en pleine crise douloureuse avec douleurs à droite, diagnostique : rein mobile à gauche.

Au cours d'une crise suivante, le Docteur Braque-haye, appelé en consultation, confirme ce diagnostic. Depuis 1900, les crises réapparaissent plus fréquentes et plus violentes. Le malade sentait nettement comme le déplacement d'un organe dans le flanc gauche.

Acrobate de son métier, il employait pour tout faire rentrer dans l'ordre un procédé thérapeutique qui n'est pas à la portée de tout le monde.

Il marchait sur ses mains, les pieds en l'air pendant quelques instants : quand il sentait que tout était en place, il s'allongeait avec précaution, et après une friction et l'application d'une ceinture, il marchait de nouveau.

Mais, dans ces derniers temps, ce procédé original ne donnait aucun résultat; le malade avait la sensation que son rein restait déplacé. Il ressentait cons-tamment une douleur sourde dans la région lombaire gauche, son caractère s'aigrissait.

Pas de trouble de la miction, si ce n'est la couleur acajou des urines au moment des crises.

Entré à l'hôpital le 21 janvier 1903, en pleine crise, que calme le repos absolu au lit.

A la palpation, le malade restant allongé, on per-çoit difficilement le rein gauche.

En position génu-pectorale, on perçoit assez nettement le rein qui vient tomber dans le flanc gauche
et que l'on peut mobiliser.

On laisse s'apaiser la crise, et le malade est opéré
le 13 février 1903 par le procédé indiqué.

Nous avons demandé, le 31 mai dernier, à l'opéré,
de nous donner de ses nouvelles ; il nous a répondu
aussitôt une lettre enthousiaste et originale, mais
trop longue pour que nous la reproduisions ici ;
nous en retiendrons seulement ses déclarations es-
sentielles, à savoir : 1° que son rein lui paraît bien en
place ; 2° que la cicatrice, après avoir été le siège de
vifs élancements à intervalles de plus en plus éloignés,
n'est plus sensible depuis un an environ ; 3° enfin,
que ses douleurs ont complètement disparu. Cependant, il a souffert à plusieurs reprises, depuis sa sortie de l'hôpital, de névralgies intercostales.

OBSERVATION II

Due à l'obligeance de M. le Professeur agrégé BRAQUEHAYE.

Le 20 octobre 1903, je suis appelé près de M⁰ᵉ S...,
atteinte de rein flottant droit.

Malade très nerveuse, neurasthénique, très affai-
blie, car les crises très fréquentes l'empêchent de
s'alimenter et de dormir.

Malade depuis cinq ans environ ; au début, crises

espacées prises pour des coliques néphrétiques, puis,
pour des coliques hépatiques. Bientôt, les crises qui
avaient lieu tous les trois mois environ deviennent
de plus en plus fréquentes. Elles ont lieu maintenant
tous les deux jours et même tous les jours au moment des règles. Les crises s'accompagnent de douleurs dans tout l'abdomen avec maximum au rein
droit ; intolérance gastrique absolue (la malade ne
supporte même pas l'eau) et anurie avec urines
boueuses d'abord, puis limpides.

Au palper, on sent le rein gros et hors de sa loge,
mais l'exploration est très douloureuse.

En dehors des crises, la région rénale est douloureuse, mais le rein reste dans sa loge. La morphine
seule, dont la malade abuse, arrive à la calmer.

Opération, le 7 novembre 1903, à ma maison de
santé, par le procédé indiqué.

Le rein est assez prolabé et difficile à trouver. Pendant sa recherche, le péritoine est même ouvert et
suturé aussitôt au catgut.

Suites de l'opération simples : pas de température.

Le 10 novembre. — Premier pansement. La plaie a
très bon aspect. Il n'y a pas eu de crise depuis l'opération. Le drain est raccourci de moitié.

Le 13 novembre. — Le drain est enlevé complètement.

Le 17 novembre. — On enlève les sutures. La
réunion s'est faite par première intention. Le trajet
du drain est presque cicatrisé.

Le 26 novembre. — Nouveau pansement. La cicatrisation est terminée.

Depuis l'opération, la malade a repris son appétit ; il n'y a plus de vomissements, ni de crises du côté du rein. La malade commence à reprendre un peu d'embonpoint.

Le 1ᵉʳ décembre. — J'enlève le pansement et j'autorise la malade à se lever sur la chaise-longue pour le lendemain.

Mais, ce même jour, j'avais opéré à ma maison de santé une autre malade, ce qui a fort ému Mᵐᵉ S..., et, dans la journée, elle entend dans la chambre voisine l'opérée qui a quelques vomissements chloroformiques.

Mᵐᵉ S... a aussitôt une crise de gastralgie intense s'accompagnant de sensation de boule qui, de l'estomac, va jusqu'à la gorge. Cette crise s'accompagne de vomissements, mais il n'y a pas de douleur du côté du rein opéré, ni d'anurie. La malade avoue, d'ailleurs, que ces crises ne ressemblent pas du tout aux crises précédentes.

A partir de ce moment, des crises semblables se reproduisent régulièrement tous les deux jours à heure fixe, mais sans douleur rénale et sans anurie. Les urines qui suivent la crise, au lieu d'être boueuses, sont au contraire très limpides (comme de l'eau). A tout hasard, devant la régularité de ces crises, je fais des piqûres de bichlorhydrate de quinine, car la malade a eu autrefois du paludisme.

Mais, trois piqûres n'ayant donné aucun résultat, je cesse ce traitement et conseille à la malade de retourner chez elle, où, d'ailleurs, les crises se reproduisent toujours aussi violentes.

Après avoir essayé divers traitements, le Docteur Bertholon, son médecin traitant, l'hypnotise, lui suggestionne de ne plus souffrir et l'envoie à la campagne, à Carthage. A partir de ce moment, les crises ne se sont plus reproduites, la malade a repris son appétit et son embonpoint et est maintenant complètement guérie (juin 1906).

OBSERVATION III

(Personnelle).

M⁻ᵉ Marie V.-B..., trente-deux ans, entre à l'hôpital le 30 mai 1905; elle se plaint de douleurs très vives dans la région lombaire et le flanc droit, s'étendant au bas-ventre et s'exaspérant par crises qui durent parfois quarante-huit heures, sans toutefois présenter de rémission complète.

Le Docteur Schoull, dans le service duquel elle se trouve, l'examine, découvre un rein mobile dans le flanc droit, et l'envoie à la consultation de chirurgie, le 14 juin.

Cette malade, que nous avions vue l'année précédente à la Maternité, où elle accouchait pour la sixième fois, nous a paru très amaigrie. La paroi abdominale est excessivement flasque, permettant une exploration très facile de l'abdomen, et l'on sent aisément le rein droit dans le flanc douloureux, et glissant entre les doigts à la moindre pression.

Admise dans notre service de chirurgie, nous sommes témoin de trois de ces crises à dix et douze jours de distance l'une de l'autre. La malade perd d'abord tout appétit, puis ressent de violentes douleurs dans tout l'abdomen, qui ne cèdent ni aux larges cataplasmes, ni aux lavements laudanisés; les urines deviennent rares, avec dépôt abondant formé de globules de pus; la langue est sèche, le faciès grippé. La crise, qui s'accompagne d'une élévation de température (39°,8 le 19 juin, 38°,5 le 28, 38°,4 le 11 juillet), dure quarante-huit heures en moyenne et se termine par une débâcle urinaire.

Devant la persistance et la répétition de ces symptômes, on se décide à intervenir, et l'opération a lieu le 21 juillet, suivant le procédé indiqué. Le lendemain de l'opération, la malade se plaint de son côté; elle a été très éprouvée par le chloroforme, et les vomissements n'ont pas encore cessé; le surlendemain, la température est de 38°,4, le soir. On défait le pansement, la plaie a bon aspect, je retire le drain. Dès lors, la température baisse régulièrement pour remonter, le sixième jour, à 38°; le pansement refait, la plaie ne présente rien d'anormal, et, le lendemain, une purge est administrée. La marche vers la guérison réapparaît normale, les fils sont enlevés au dixième jour, rien n'a suppuré, et l'opérée se lève le 14, c'est-à-dire vingt-six jours après l'intervention, pour sortir définitivement le 17.

La malade nous écrit, le 4 juin 1906, qu'elle n'a

plus la sensation de son rein déplacé, alors qu'elle l'avait parfaitement avant; que la cicatrice est sensible; qu'après l'opération elle a eu, pendant quatre mois, l'illusion que « la chair était morte autour de l'incision, avec des lancements comme des piqûres d'aiguille » (c'est la malade qui parle). Quant aux crises douloureuses, elles n'ont plus jamais reparu.

OBSERVATION IV

Recueillie par notre bon camarade le Docteur DROUILLARD.

Mᵐᵉ Marie P..., trente-un ans, sans profession, se présente à la consultation de chirurgie, le 15 janvier dernier. Elle se plaint de crises violentes, très douloureuses, que son médecin attribue à la ptose de son rein droit. A l'examen, on perçoit, en effet, cet organe mobile dans le flanc droit; on l'admet dans le service.

Premières règles à seize ans, peu abondantes, très irrégulières, pas de pertes blanches, ni accouchements, ni fausses-couches, pas de maladie antérieure.

Il y a douze ans, au lendemain de son mariage, chute d'un tramway en marche, entorse consécutive du poignet droit; dès le jour suivant, douleurs dans le ventre, rapportées au mariage récent.

Peu de temps après, les douleurs deviennent plus vives dans le côté droit. Apparition de pertes blanches, et, à des intervalles de plus en plus rapprochés (jusqu'à deux fois par semaine, ces derniers temps), crises paroxystiques qui durent au moins une heure, parfois deux et trois, et cèdent à l'application de compresses chaudes.

A la marche, pesanteur dans le côté droit, avec douleur irradiée dans les lombes.

L'état général est toujours resté bon et l'appétit toujours satisfaisant.

Pas d'albumine dans les urines, qui sont trouvées normales à l'analyse. On est en présence d'un rein mobile douloureux; l'intervention est proposée et acceptée; elle a lieu le 14 février.

Les suites en sont très simples : le drainage enlevé le surlendemain, les crins retirés au dixième jour; et la malade sort le 11 mars, c'est-à-dire vingt-huit jours après l'opération.

Revue en fin avril, cette malade se plaint de douleurs légères dans la cicatrice : celle-ci est normale, sauf une excoriation très superficielle à la place du drain et due très probablement au corset; les crises et les douleurs abdominales ont disparu.

Elle nous écrit, au 1er juin, qu'elle ne sent plus « la grosseur qu'elle avait sur le côté droit du bas-ventre »; que la cicatrice, sans être douloureuse, est pourtant très sensible; que les douleurs qu'elle ressentait dans le bas-ventre sont bien atténuées et qu'elle n'a plus de crises violentes comme avant.

OBSERVATION V

Mme Jeanne E..., vingt-neuf ans, sans profession, nous est adressée par le Docteur Lestage de Ferryville.

Premières règles à quatorze ans, très régulières, très abondantes et durant une huitaine de jours, pas de pertes blanches. Pas de maladie antérieure.

Il y a trois ans, au courant d'un hiver où elle a beaucoup dansé, crise violente, accompagnée de frissons et de douleurs lombaires, avec élévation de température qui dure trois jours avec anurie complète.

Pendant deux ans, état de santé excellent. Les crises ne réapparaissent qu'en octobre dernier, au retour d'une traversée, durant laquelle la malade avait très mal supporté la mer.

Nouvelle apparition, après deux mois, de ces douleurs violentes, avec anorexie, vomissements, oligurie et pollakiurie, durant quatre ou cinq jours, se terminant par une débâcle urinaire et un brusque retour de l'appétit et des forces. Puis, les crises se rapprochent, apparaissent tous les mois, deviennent plus longues, en même temps qu'elles sont plus torpides et que l'état général s'altère.

La malade prévoit, deux ou trois jours à l'avance, la venue de cet état de mal. Elle a perdu l'appétit, a maigri énormément ces six derniers mois.

A l'examen, grâce à la maigreur extrême de la malade, on perçoit le rein dans le flanc droit, au ni-

veau et un peu en dessous de l'ombilic; il donne la
sensation d'être parfaitement lisse et s'échappe sous
la main, à la pression.

Pas d'albumine.

La dernière crise datant de trois semaines, on décide l'opération pour le 18 mai.

La décortication du rein ayant été particulièrement
laborieuse par suite de l'adhérence intime de la capsule au parenchyme, on place un drain de petit calibre
aux deux angles de la plaie, au contact du rein, et un
tamponnement très lâche à la gaze iodoformée, au
milieu de l'incision.

Après deux jours, on enlève la gaze et on retire un
peu les drains que l'on supprime le quatrième jour;
au dixième, on enlève les crins.

Deux jours après, comme la malade éprouve une
sensation de chaleur désagréable dans sa cicatrice et
que la température s'est élevée de quelques dixièmes,
on refait le pansement et l'on trouve un peu de pus
dans le trajet d'un crin et à la place de la mèche de
gaze; badigeonnage local à la teinture d'iode, et il
n'en reste plus trace le surlendemain. La malade
avait eu en même temps une légère poussée d'acné
généralisé auquel elle est sujette.

Les deux premiers jours, les urines, quoique légèrement diminuées de volume, non teintées de sang,
sont émises facilement. Le troisième jour, sans cause
apparente, il y a rétention, et l'on doit sonder la malade; le quatrième jour, on recourt encore au cathé-
térisme. Mis en éveil par l'extrême nervosité habi-
tuelle à la malade, on interdit l'usage de la sonde et

l'on prescrit l'application d'une compresse chaude sur la paroi abdominale inférieure ; le procédé fait merveille et, désormais, on n'a plus à y recourir.

Avant notre départ, le 4 juin, nous avons examiné l'opérée ; le rein est perceptible dans sa situation nouvelle, n'est pas douloureux ; l'état général s'est bien amélioré ; l'appétit a réapparu ; les forces s'accroissent rapidement.

Nous n'avons pas cependant l'intention de préjuger les résultats de cette opération : elle est de date bien trop récente.

VI

CONCLUSIONS

Mis en présence d'un rein mobile qu'il doit fixer, le chirurgien faisant choix d'une technique opératoire se laissera guider par les considérations suivantes :

1° Les fils pénétrant la substance rénale ne sont pas exempts de dangers ;

2° La pratique de la décapsulation assure, par elle seule, un bon moyen de fixation ;

3° De tous les procédés qui l'emploient, la technique que nous proposons est celle qui permet le plus large affrontement des deux surfaces à unir.

Elle nous paraît donc de tous points préférable ;
d'exécution facile, elle accentue encore le caractère de bénignité que l'on s'accorde à reconnaître
à la néphropexie.

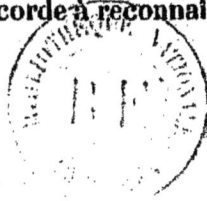

Toulouse. — Imp. J. FOURNIER, boulev. Carnot, 62.

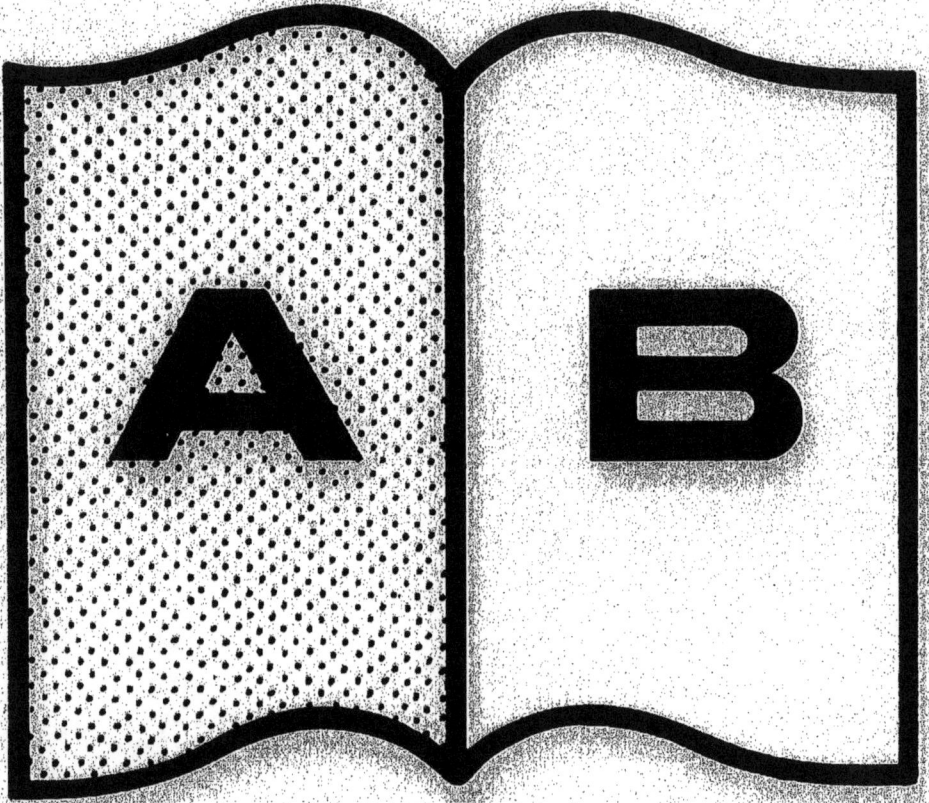

Contraste insuffisant

NF Z 43-120-14